Como abraçar um porco-espinho

COMO ABRAÇAR UM PORCO-ESPINHO

MANEIRAS FÁCEIS DE AMAR AS PESSOAS DIFÍCEIS DA SUA VIDA

TRADUÇÃO
GABRIELA PERES GOMES

COM PREFÁCIO ESPECIAL DA DRA. DEBBIE JOFFE ELLIS

principium

Texto fixado conforme as regras do Novo Acordo Ortográfico da Língua Portuguesa (Decreto Legislativo nº 54, de 1995).

Editora responsável: Amanda Orlando
Assistente editorial: Rodrigo Ramos
Preparação: Marcelo Vieira
Revisão: Bruna Brezolini, Jane Pessoa e Karoline Aguiar
Adaptação de capa e miolo: João Motta Jr.

CIP-BRASIL. CATALOGAÇÃO NA PUBLICAÇÃO
SINDICATO NACIONAL DOS EDITORES DE LIVROS, RJ

P938c
Press, Hatherleigh
Como abraçar um porco-espinho : maneiras fáceis de amar as pessoas difíceis da sua vida / Hatherleigh Press ; tradução Gabriela Peres Gomes ; prefácio Debbie Joffe Ellis. - 1. ed. - Rio de Janeiro : Principium, 2025.
152 p. ; 18 cm.
Tradução de: *How to hug a porcupine: easy ways to love the difficult people in your life*
ISBN 978-65-8813-256-2

1. Conflito interpessoal. 2. Relações humanas. 3. Administração de conflitos. I. Gomes, Gabriela Peres. II. Ellis, Debbie Joffe. III. Título.

25-97201.0
CDD-158.1
CDU-316.772.4

Gabriela Faray Ferreira Lopes - Bibliotecária - CRB-7/6643

1ª edição, 2025

Editora Globo S.A.
Rua Marquês de Pombal, 25
Rio de Janeiro, RJ — 20230-240
www.globolivros.com.br

SUMÁRIO

PREFÁCIO 7

NOTA DA EDIÇÃO ORIGINAL 11

PARTE I
A NATUREZA E A ESSÊNCIA
DO PORCO-ESPINHO 13
Por que porcos-espinhos? 15

PARTE II
UM GUIA BÁSICO PARA ENTENDER
OS PORCOS-ESPINHOS 21

PARTE III
ONDE VIVEM OS PORCOS-ESPINHOS 69
Porcos-espinhos no trabalho 73
Porcos-espinhos em casa 87
Porcos-espinhos por aí 133

PARTE IV
O PORCO-ESPINHO DENTRO DE NÓS 139
Uma última palavra... 147

REFERÊNCIAS 149

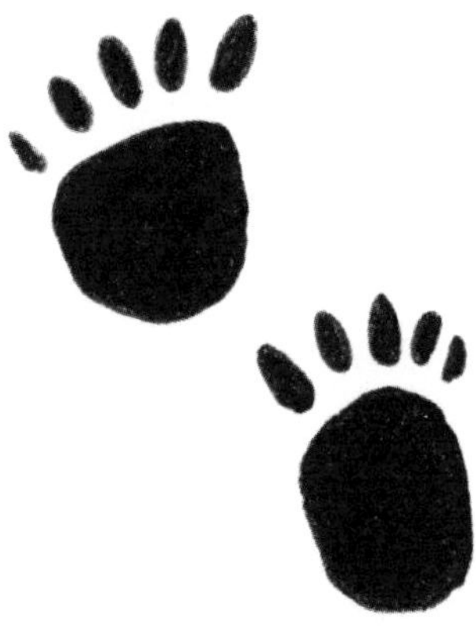

Prefácio

Este livro é uma ferramenta poderosa. Se colocadas em prática, as recomendações contidas aqui podem nos trazer harmonia, compaixão e um mundo melhor.

Mas como isso é possível?

Este livro nos lembra da capacidade humana de controlar atitudes e sentimentos, bem como ações. Somos capazes de manter a paz interior apesar das dificuldades externas e de evitar qualquer sofrimento desnecessário.

Caso você se deixe espetar pelos espinhos do próprio julgamento, este livro o ajudará a cultivar a autoaceitação. Caso se irrite ao ser provocado e prejudicado pelos outros, as estratégias apresentadas aqui o ensinarão a manter a calma. Caso se permita ser espetado por um equívoco, a sabedoria destas páginas vai lembrá-lo de não levar isso para o lado pessoal!

Com estratégias simples e inteligentes, *Como abraçar um porco-espinho* nos ensina a acolher e respeitar o "comportamento de porco-espinho". É possível aprender a aceitar a si mesmo e aos outros incondicionalmente.

De acordo com Albert Ellis, psicólogo brilhante e pioneiro em sua área, as ações dos outros só nos magoam se permitirmos. Em vez disso, podemos escolher pensar de forma racional, manter a calma e reagir com respeito, bondade e empatia. Podemos aprender a não agir e pensar de maneira precipitada e a não nos ouriçar ao menor sinal de ameaça ou provocação. Mesmo que o porco-espinho ofereça resistência, manter o coração aberto nunca será um desperdício. Sempre que agimos com bondade, compaixão e aceitação incondicional com os outros, reforçamos essas características dentro de nós mesmos.

Como abraçar um porco-espinho possibilita mudanças duradouras. É um livro que pode ser lido, apreciado e implementado a qualquer momento. Consultá-lo com frequência pode ser extremamente proveitoso. Todo ser humano se beneficia com lembretes constantes, e a repetição dos exercícios contidos aqui minará as tendências negativas persistentes. Adote esses princípios de forma contínua. Compartilhe este livro com outras pessoas e sirva de exemplo ao colocar esses ensinamentos em prática.

A vida é curta. O tempo é valioso. Não o desperdice com defesas e ataques, nem com momentos de raiva ou medo. Escolha, em vez disso, agir com paciência, empatia, compaixão, bondade, compreensão e aceitação incondicional. Esforce-se para manter a harmonia em si e em seus relacionamentos, pois assim você contribuirá para a criação de um mundo mais sensato e saudável.

Este livro pode ser usado como uma dose de tratamento preventivo, um kit de primeiros socorros e um bálsamo curativo, mas, antes de qualquer coisa, é uma ferramenta eficaz para melhorar a saúde mental e o bem-estar emocional. Use-o para conscientizar a mente e o corpo.

Adotar os ensinamentos deste livro trará estabilidade, paz e alegria para você mesmo, para os outros e para o mundo ao seu redor.

Dra. Debbie Joffe Ellis

NOTA DA EDIÇÃO ORIGINAL

Todos nós conhecemos pessoas difíceis de lidar, seja no trabalho, na família, entre amigos ou no dia a dia.

Infelizmente, esses "porcos-espinhos" sempre existirão!

As próximas páginas estão recheadas de estratégias para lidar com essas personalidades espinhosas. Conviver com porcos-espinhos é inevitável, mas encontrar maneiras de aceitar as diferenças dos outros pode ser muito *benéfico* para nós.

Outras pessoas nos desafiam. Outras pessoas nos desenvolvem. Outras pessoas nos tornam seres humanos melhores.

ANDREW FLACH, EDITOR

Parte I

A natureza e a essência do porco-espinho

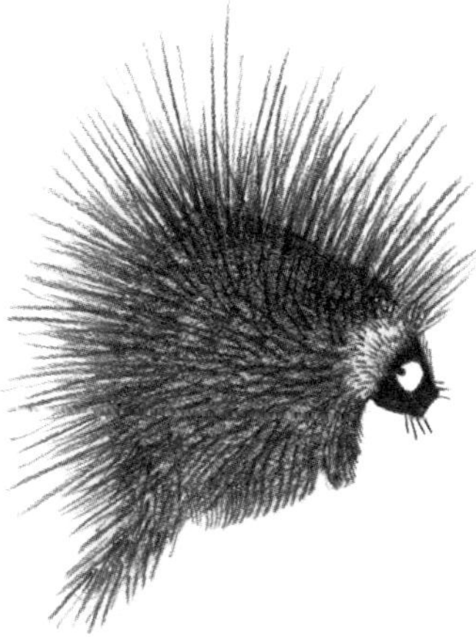

"A maior felicidade da vida é a certeza de sermos amados por tudo o que somos, ou melhor, apesar do que somos."

Victor Hugo

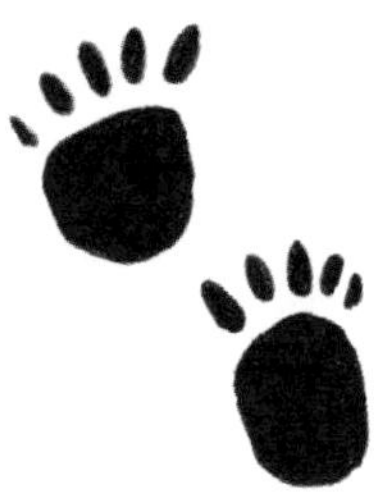

POR QUE PORCOS-ESPINHOS?

Ao longo de séculos, diversas culturas usaram características animais para identificar e descrever traços da personalidade humana. Na cultura dos povos nativos dos Estados Unidos, por exemplo, todos devem participar de um ritual místico para descobrir seu espírito animal, que depois se integra ao nome de cada um. É o caso de figuras históricas como Touro Sentado e Pequena Tartaruga. No horóscopo chinês, os doze signos representados por animais refletem as características da personalidade de quem nasce em cada ano. Nas fábulas de Esopo, os animais personificam diferentes traços do comportamento humano e passam por situações complicadas que nos ensinam sobre a natureza humana. Expressões como "teimoso feito uma mula", "memória de elefante" e "sangue de barata" são exemplos de como continuamos a fazer essas analogias.

Quer essas expressões e histórias sejam precisas ou não, a maneira como a humanidade traça paralelos entre comportamentos humanos e animais evidencia o nosso esforço para nos compreendermos melhor. Este livro tem como objetivo ajudá-lo a entender e lidar com um determinado tipo de pessoa: aquelas que são difíceis e desafiadoras. Aqui, nos referimos a elas como "porcos-espinhos".

Para entender o que motivou o apelido, primeiro precisamos observar os comportamentos e hábitos desse animal.

O porco-espinho na natureza

Esses roedores têm o corpo revestido de pelos modificados, incrustados na pele, chamados espinhos, com cada indivíduo podendo ter mais de trinta mil deles. Existem, atualmente, 27 espécies conhecidas, divididas em duas famílias: as do Velho Mundo (Europa, Ásia e África) e as do Novo Mundo (Américas e Austrália). Os ancestrais do porco-espinho remontam a trinta milhões de anos. As espécies do Velho Mundo vivem no solo, ao passo que as do Novo Mundo adoram escalar árvores. Embora algumas se alimentem de pequenos répteis e insetos, além de cascas, raízes, frutas, grama e tubérculos, a maioria é estritamente herbívora. Diferentemente da maioria dos herbívoros, que vivem em bando, o porco-espinho, graças à sua eficaz defesa contra predadores, leva uma vida solitária.

Mesmo hoje, os porcos-espinhos ainda são alvo de mal-entendidos. Ao contrário da lenda que remonta ao filósofo grego Aristóteles, esses animais não são capazes de disparar seus espinhos — que, aliás, não são venenosos — à distância. O próprio nome é um equívoco, derivado das palavras latinas *porcus* e *spina*, que juntas significam "porco espinhoso". No entanto, esses animais não têm parentesco com os porcos nem são realmente espinhosos. Na verdade, em termos de habitat, dieta e comportamento, são mais semelhantes aos castores.

Os filhotes nascem com espinhos macios e flexíveis, que se transformam em armas de defesa em questão de horas.

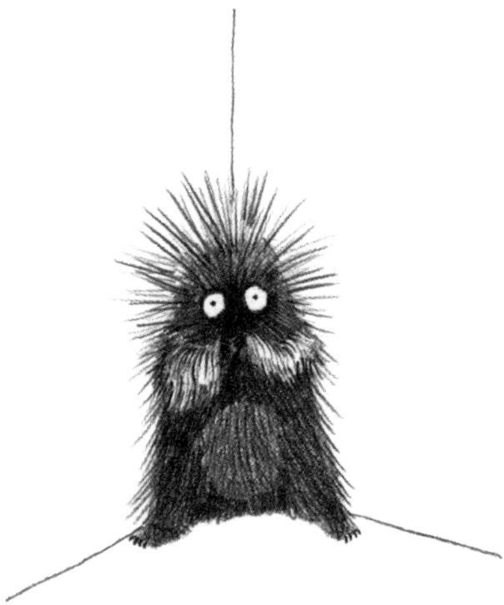

O PORCO-ESPINHO AMEAÇADO

Quando se sentem ameaçados, esses animais contraem pequenos músculos na base de cada espinho, ouriçando-os para parecerem maiores do que realmente são. Em seguida, chacoalham os espinhos, emitem rosnados e grunhidos, e batem as patas contra o solo, tudo para assustar o predador. Se isso não adiantar, eles se viram de costas, erguem a cauda e assumem uma posição defensiva. Finalmente, avançam de costas para o ataque, atingindo o predador com a cauda ou com todo o corpo. Isso quase sempre resulta em espinhos dolorosamente cravados no agressor, que podem penetrar na carne e infeccionar com o tempo.

Apesar da sua defesa eficaz e da sua aparência pouco apetitosa, o porco-espinho continua vulnerável a grandes predadores. As martas-pescadoras, por exemplo, desenvolveram uma técnica para evitar os espinhos: elas viram o porco-espinho de costas, expondo sua barriga macia e indefesa.

O COMPORTAMENTO DE PORCOS-ESPINHOS HUMANOS

Os porcos-espinhos humanos se distinguem dos outros não pela aparência, mas pela forma como reagem a ataques ou ameaças. Como o animal na natureza, eles se inflam para tentar espantar o adversário.

No entanto, nos humanos, essa estratégia de defesa infelizmente surge tarde demais, pois o comportamento defensivo só se manifesta quando já se sentem invadidos. Então, como compensar a invasão de território, resolver a situação e evitar confrontos futuros?

O primeiro passo é entender melhor os porcos-espinhos humanos e adaptar seu comportamento ao deles.

PARTE II

UM GUIA BÁSICO PARA ENTENDER OS PORCOS-ESPINHOS

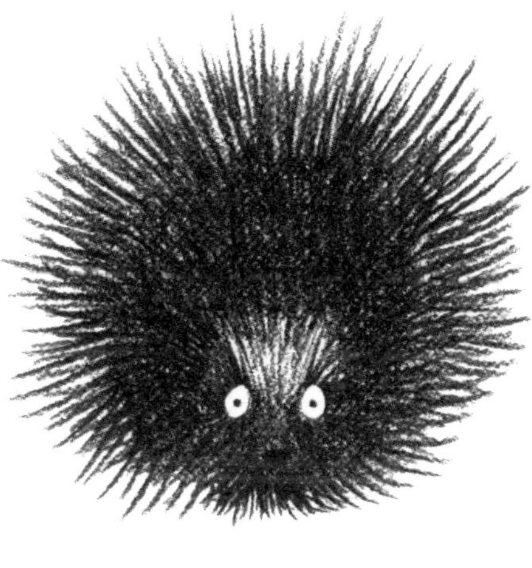

"Amem uns aos outros e serão felizes. Simples e complicado assim."

Michael Leunig

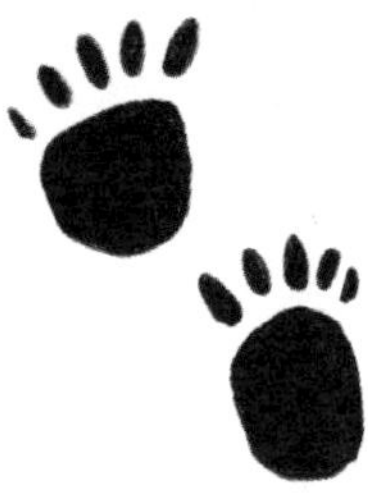

As próximas páginas apresentam técnicas específicas para ajudá-lo a não apenas sobreviver, mas também prosperar ao lidar com um porco-espinho humano, seja ele uma pessoa que você tenha acabado de conhecer ou um velho conhecido. Ter algumas estratégias confiáveis na manga pode fazer toda a diferença. Com sabedoria e atitude certa, é possível transformar situações difíceis em oportunidades de crescimento e, com a prática, evitar conflitos dolorosos. A seguir você verá algumas formas práticas, bem-humoradas e sagazes de lidar com qualquer porco-espinho ouriçado que cruzar seu caminho.

Identifique os sinais de alerta do seu porco-espinho

Nos humanos, os espinhos quase sempre se manifestam com palavras ásperas, muitas vezes gritadas. Aprenda a reconhecer esses sinais de alerta para antecipar o comportamento agressivo do seu porco-espinho.

Esconda seus espinhos

O comportamento defensivo de um porco-espinho pode ser contagioso. Em situações de confronto, muitas pessoas recorrem ao seu próprio modo defensivo. Não faça isso! Há uma grande diferença entre tentar entender o que aflige seu porco-espinho e provocar uma briga.

Portanto, recue e respire fundo.

Comece de novo.

Não se deixe dominar por seus próprios espinhos.

Respeite os limites do seu porco-espinho

Lembre-se de que o ataque de um porco-espinho é a última saída de uma criaturinha assustada e encurralada tentando se proteger de uma ameaça. Respeitar os limites do porco-espinho evitará que ele ataque por medo.

Entenda os medos e as necessidades do seu porco-espinho

Os porcos-espinhos humanos, assim como os reais, nascem indefesos. Experiências ruins, medos e relacionamentos infelizes os forçam a endurecer a carapaça e afiar os espinhos. Devemos ter em mente que esses espinhos, que resultam de mágoas passadas, são intrínsecos ao porco-espinho e não têm necessariamente a intenção de nos ferir. Essa perspectiva nos ajuda a entender essas pessoas e a descobrir a melhor maneira de lidar com elas.

Encontre uma brecha!

Até o porco-espinho tem uma brecha: sua barriga macia! Embora possa exigir muita estratégia e cuidado, é possível encontrar o "ponto fraco" emocional de seu porco-espinho humano. Pode ser um assunto que sempre o faz sorrir, uma paixão, um hobby favorito ou histórias de um ente querido. Descubra quais assuntos trazem alegria ao seu porco-espinho e traga-os à tona nas conversas. Isso o fará se sentir especial e perceber que você realmente se importa com sua vida.

Tenha empatia

Amar alguém difícil requer muita empatia. Pergunte-se: o que essa pessoa está sentindo? Como eu me sentiria ao carregar esses espinhos? Como seria lidar com alguém como *eu*? Agir com amor e respeito em relação a uma pessoa porco-espinho requer maturidade emocional, flexibilidade e empatia.

Preste atenção

Preste atenção... preste muita atenção! Expor seu porco-espinho a situações de que ele não gosta, como música alta ou comida apimentada, é pedir por encrenca. Às vezes, evitar conflitos é o melhor que você pode fazer!

Conheça os gostos do seu porco-espinho

Todos querem se sentir especiais, e os porcos-espinhos não são diferentes. Se você sabe que seu porco-espinho gosta de relaxar com uma taça de vinho depois de um dia exaustivo de trabalho, deixe tudo preparado para quando ele chegar em casa. Se ele adora ver futebol nas tardes de domingo sem ser interrompido, programe-se para deixar a televisão livre para ele.

Antecipar as necessidades dos porcos-espinhos já é meio caminho andado. Nada os desarma mais do que perceber que alguém se importa com eles!

Deixe seus gostos e desgostos bem claros

Amar um porco-espinho é uma via de mão dupla. O processo envolve comunicação, educação e conscientização de ambas as partes. Temos a responsabilidade de comunicar nossas necessidades e ouvir as necessidades do outro.

Tente falar a língua deles

A melhor maneira de lidar com alguém na defensiva é entender o que o levou a ouriçar os espinhos. Muitas vezes, a estratégia mais eficaz é revelar ao porco-espinho o que deixa *você* na defensiva. Ao falar a língua deles, você deixará claro que pode se identificar com a situação e compreender a frustração que ele pode estar sentindo.

Compartilhe seus sentimentos com seu porco-espinho

Às vezes, revelar nossas vulnerabilidades pode ser a melhor defesa. Ao admitirmos nossos medos e preocupações, os porcos-espinhos vão perceber que as fraquezas existem de ambos os lados, criando uma oportunidade de comunicação.

Quando você expressa seus sentimentos, o porco-espinho se sente mais seguro para compartilhar as próprias vulnerabilidades com você.

Mantenha uma distância segura

Não se aproxime de um porco-espinho ouriçado a menos que esteja pronto para lidar com os espinhos (lembre-se, os espinhos só machucam se você tocar neles!). Aprenda a evitar os espinhos até estar pronto para encará-los, ou até que o porco-espinho esteja mais calmo.

Não leve para o lado pessoal

Por mais que o mau humor do seu porco-espinho pareça *direcionado* a você, é bem provável que não seja. Esse comportamento agressivo é apenas uma tentativa do porco-espinho de lidar com os próprios problemas. Quanto antes você se der conta disso, mais energia terá para encontrar uma solução que funcione para ambos.

Evite outros porcos-espinhos, concentre-se apenas no seu!

Ao tentar entender seu porco-espinho, evite se envolver com outros que não façam parte do seu convívio. Caso contrário, você não terá energia para lidar com eles.

Se possível, evite porcos-espinhos desconhecidos. Se for pego de surpresa por um ataque (seja de um motorista furioso no trânsito ou de um vendedor rabugento), faça o possível para ignorar o mau humor. *Poupe sua energia para os porcos-espinhos do seu convívio!*

Use a gentileza para desviar os ataques

Os porcos-espinhos atacam quando se sentem ameaçados. Use a gentileza para contornar essa atitude defensiva. Com palavras amáveis e uma postura delicada e atenciosa, você pode aliviar as apreensões do porco-espinho.

Quando ele perceber que você não é uma ameaça, recolherá os espinhos e permitirá que a paz seja restaurada.

Chame seu porco-espinho pelo nome

Todo mundo se acalma ao ouvir o próprio nome. Com uma voz suave, tranquilize seu porco-espinho e diga que vai ficar tudo bem.

Prepare o terreno

Como em qualquer situação, estar preparado pode ser de grande ajuda. Antes de um possível conflito, decida como pretende lidar com seu porco-espinho e siga o plano. Ter um plano de ação definido pode impedir que você também fique na defensiva.

Não tenha raiva

A paciência é uma virtude, assim como a compreensão. Ambas são extremamente necessárias ao lidar com um porco-espinho. Resista ao ímpeto de sentir raiva e, acima de tudo, adote uma postura paciente e compreensiva ao abordar qualquer confronto.

Não se frustre

Durante os conflitos, evite trazer seus problemas para a discussão. Caso contrário, você corre o risco de se frustrar e ser fisgado pelo porco-espinho. Em outras palavras, é apenas uma questão de tempo até você também perder o controle.

Respire fundo e recupere o equilíbrio. Deixe seu porco-espinho reclamar. A calma e a sabedoria estão do seu lado.

Seja casca-grossa e tenha sangue-frio!

Se você não for casca-grossa, sentirá cada espetada da ansiedade do seu porco-espinho. Em vez disso, vista uma carapaça e não reaja de modo precipitado. Vá devagar como uma tartaruga! A energia do porco-espinho se esgotará rapidamente, deixando você na dianteira. Devagar e sempre: é assim que se vence a corrida!

Não perca o controle

O estresse, a ansiedade e os maus hábitos que você demonstra nos encontros com o seu porco-espinho são fundamentais para determinar o andamento das coisas entre vocês. Lembre-se de que sua relação com o porco-espinho é uma via de mão dupla, então negocie com cuidado. Seu jeito de agir, falar e até mesmo sorrir pode influenciar o resultado. Portanto, não importa o que aconteça, não perca o controle e não se deixe levar pelas emoções.

Pare!

Imagine que você está ao telefone com seu porco-espinho. Ambos estão furiosos e dizem coisas das quais se arrependem. Qual é a melhor coisa a fazer?

PARE!

Você agitaria uma bandeira vermelha diante de um touro raivoso? Mergulharia em uma piscina cheia de piranhas? Não. Então, por que entrar em um confronto *mano a mano* com um porco-espinho? Ao ver os espinhos ouriçados, simplesmente recue.

Respire e faça uma pausa. Espere as coisas se acalmarem antes de continuar.

Busque conselhos

Um dos melhores métodos para lidar com pessoas difíceis ou defensivas é... buscar ajuda de outras pessoas! Peça a opinião de amigos, colegas de trabalho ou vizinhos. É provável que eles também tenham lidado com um porco-espinho. Além de proporcionar uma oportunidade para desabafar, isso pode render algumas estratégias.

Deixe seu porco-espinho desabafar

Todos precisam desabafar, então permita que seu porco-espinho "bote tudo para fora". Na verdade, encorajá-lo a fazer isso pode ser um passo importante para a mudança. Um dos motivos pelos quais os espinhos estão presentes é a dificuldade do porco-espinho em expressar seus próprios sentimentos. Os diálogos podem ser assustadores para alguém que não compreende a linguagem emocional. Portanto, ajude-o a entender. Incentive-o a abrir o coração e a expressar tudo o que sente.

Não esqueça: você pode ajudar. Tratar seu porco-espinho com amor e atenção são os primeiros passos para acalmá-lo.

Respeite o tempo do seu porco-espinho

Os medos e as necessidades do seu porco-espinho o acompanham há muito tempo. Identificá-los e aprender a lidar com eles é um processo demorado, então não apresse as coisas. Dê tempo ao tempo. Sua paciência será reconfortante para ele.

Primeiro, lide com os sentimentos do porco-espinho... deixe o problema para depois

Muitas vezes, concentramos nossa atenção no comportamento em vez de investigar as causas. Isso é um grande erro, pois o mais importante é abordar os motivos por trás de cada ação. Ao confrontar seu porco-espinho, primeiro avalie o que motivou seu comportamento. Ele agiu por medo? O que provocou esse sentimento? Seguir essa linha de raciocínio ajuda a descobrir o que fazer para que seu porco-espinho se sinta menos ameaçado em ocasiões futuras.

Não esqueça: a atitude defensiva do porco-espinho é uma *reação emocional*. Ao desarmar as emoções, a reação também será neutralizada.

Crie um ambiente seguro para seu porco-espinho

A melhor maneira de fazer o porco-espinho retrair os espinhos é convencê-lo de que pode confiar em você. Seja franco, empático e acolhedor ao se comunicar. Com isso, o porco-espinho entenderá que a raiz do problema está em outro lugar.

Lembre-o de que ele está seguro com você.

Seja específico

Generalizar o comportamento de alguém ("Você sempre se atrasa!", "Você nunca me diz o que sente!") é um sinal de que perdemos o foco. Evite termos grandiosos e abrangentes ao lidar com os problemas do seu porco-espinho. Seja mais específico. Qual comportamento do porco-espinho lhe causou incômodo? Comece daí. Seja claro sobre como e por que isso o incomodou. Fique à vontade para ilustrar com exemplos, desde que não recorra a críticas.

Seu porco-espinho pode ficar na defensiva, mas ser específico e sucinto quanto a um conflito dará a ele muito em que pensar. Sua honestidade limitará a reação dele.

Pense: arregace as mangas!

Qualquer conversa franca com seu porco-espinho demanda comprometimento emocional. Isso é uma coisa boa. Um relacionamento não é verdadeiro se apenas um dos lados se esforça. Para o bem ou para o mal, você deve arregaçar as mangas e agir. Por exemplo, comprometa-se a fazer algumas mudanças no seu comportamento. Dessa maneira, seu porco-espinho perceberá que você é fiel às suas palavras e está assumindo a responsabilidade por 50% do relacionamento.

Não presuma, pergunte

Medos e fobias são uma questão de perspectiva. Se não tiver certeza das motivações do seu porco-espinho, não o confronte com especulações. Em vez disso, permita-lhe explicar o comportamento com suas próprias palavras. Assim, ele não ficará tão na defensiva (demonstrar curiosidade é importante) e você pode sair com alguns aprendizados na manga!

Não o culpe

Nada traz à tona nosso porco-espinho interior mais rápido do que ser acusado de algo. Culpar alguém é atribuir toda a responsabilidade, o que elimina qualquer chance de compreensão e comprometimento. Para um porco-espinho, a culpa é o oposto de confiança e comunicação, por isso é um de seus maiores medos.

Ao confrontá-lo, evite acusações. Não use frases como "quando *você* fez assim ou assado", caso contrário, ele ficará na defensiva. *Seja específico ao comunicar como você é afetado pelo comportamento do porco-espinho, mas expresse seus sentimentos sem atribuir culpa ou julgamentos.*

Não tente sair por cima

Em um relacionamento, não existem vencedores e perdedores. Isso também vale para discussões com seu porco-espinho. Se sua intenção é "ganhar", saiba que já perdeu.

Mas isso não significa que não existam "vitórias" ao se relacionar com um porco-espinho. Toda conversa pautada na honestidade, abertura e disposição para mudar é uma "vitória" para ambos os lados. Vocês são uma *equipe*, afinal.

Respeite o porco-espinho, apesar do comportamento

Qualquer um que tente se aproximar de um porco-espinho humano deve estar devidamente preparado. Nessa empreitada, é vital saber diferenciar o porco-espinho de seus atos. São coisas diferentes!

Nem sempre vamos concordar com o comportamento de nosso porco-espinho, mas não podemos esquecer por que nos importamos com ele. Podemos discordar ou nos magoar com suas atitudes, mas nossas preocupações devem permanecer voltadas para ele. Podemos ficar decepcionados com o ato, mas valorizando e respeitando o autor.

Demonstre atenção e respeito sempre que interagir com seu porco-espinho.

Não seja manipulado

Quem nunca ficou na defensiva ao ser encurralado? Ou se esquivou da culpa, mentiu ou criou uma distração? Infelizmente, essa estratégia faz parte da natureza humana, e é ainda mais comum em porcos-espinhos. Portanto, prepare-se para lidar com estratégias psicológicas típicas do jardim de infância. "*Eu* sou difícil? Já *se olhou* no espelho?" (esse tipo de argumento cíclico não é tão diferente do "Você é bobo, chato, cara de mamão"). Quando isso começar, prepare-se e resista. Não se deixe levar por esse lenga-lenga vazio. São táticas motivadas pelo medo, que buscam contornar o problema e não levam a lugar nenhum.

Mantenha a calma e o controle.

Dê o exemplo

Ao lidar com seu porco-espinho, você precisa ser um bom exemplo. Além de evitar ficar na defensiva, tente ser tão comunicativo, compreensivo e generoso quanto gostaria que seu porco-espinho fosse.

Dar o exemplo mostra que você está disposto a mudar pelo bem dos dois.

Pense: Sócrates

Inspirado no filósofo grego, o método socrático de ensino tem como base as perguntas, em vez de aulas expositivas. Ao fazer as perguntas certas, você pode direcionar o porco-espinho para o seu ponto de vista... e dar a entender que ele chegou lá sozinho! Em vez de reclamar das atitudes ou reações do seu porco-espinho, pergunte-lhe como vê as coisas. "Qual foi a sensação de fazer isso?" ou "O que sentiu quando tal coisa aconteceu?". Perguntas assim mostram que você está atento (o que é sempre bem-vindo). Além disso, o fato de a discussão não estar voltada para o seu ponto de vista incentiva o porco-espinho a se abrir. Antes que você se dê conta, descobrirá traços da personalidade dele que talvez nem ele conheça.

Dê o seu melhor

Como já deve ter percebido, você terá que se esforçar para lidar com seu porco-espinho. Deve ser paciente, gentil e amoroso, além de compreensivo, generoso e empático. Em suma, para amar um porco-espinho, você precisa dar o melhor de si.

Não desdenhe

Concordar ou discordar dos sentimentos alheios não cabe a você. Portanto, não desdenhe dos medos, das ansiedades e das preocupações do seu porco-espinho. Se esses sentimentos são tão intensos a ponto de afetar o comportamento dele, devem ser respeitados e enfrentados.

Não faça exigências

É importante aceitar que seu jeito de lidar com as coisas pode não ser o mais adequado para seu porco-espinho. Por mais que vocês estejam dispostos a compartilhar o que sentem, não *exija* isso dele. As soluções podem parecer claras para você, mas isso é irrelevante. *O importante é escolher a melhor solução para seu porco-espinho. Aceitar essa limitação é essencial para estabelecer uma comunicação bem-sucedida entre vocês.*

Não interrompa

Interrupções são jogos de poder. Sugerem que sua fala é mais importante que a do outro. Isso pode ser particularmente perigoso ao lidar com um porco-espinho, além de indelicado.

Deixe-o falar à vontade. Seja educado e espere sua vez de compartilhar o que pensa.

Falem pelos cotovelos

Faça perguntas e mais perguntas para incentivar as conversas com seu porco-espinho. Assim, ele estará muito ocupado com os próprios pensamentos e emoções para ficar na defensiva. Melhor ainda, um porco-espinho falante lhe dará pistas do que o deixa ouriçado. Depois, você pode usar essas informações para aprofundar ainda mais sua empatia.

Aceite a responsabilidade antes de se desculpar

Pedir desculpas pode ser um tanto suspeito. Afinal, podem ser apenas palavras vazias, sem qualquer significado. Antes de qualquer coisa, é importante assumir a responsabilidade pelos seus atos. Ou seja, primeiro precisamos mostrar que entendemos onde e como erramos, e depois "reconhecer" o erro. Então, e só então, poderemos fazer um pedido de desculpas sincero. Talvez seja necessário arcar com as consequências, mas o avanço só acontece quando o arrependimento é genuíno.

Expresse suas necessidades com clareza

Você não pode acusar seu porco-espinho de "passar dos limites" se nunca os traçou. Enquanto não comunicar suas necessidades, o porco-espinho não saberá respeitá-las. A bola está com você. Estabeleça os limites.

Livre-se da vontade inútil de ter razão

Ninguém está certo o tempo todo. Muitas vezes, na verdade, não temos razão sobre nada. Apesar de nossas imperfeições, estufamos o peito para dizer aos outros que temos tudo sob controle. Insistimos tanto nessa perfeição que sugerimos que o problema é *deles*, não *nosso*.

Ao lidar com um porco-espinho, adotar esse tipo de pensamento defensivo é pedir por um desastre. Não esqueça: todos precisamos mudar e melhorar em alguns aspectos; todos devemos abandonar alguns maus hábitos.

Não perca a humildade. Deixar-se levar pela vontade de "ter razão" é uma completa perda de tempo.

Seja uma boa companhia

O melhor presente que você pode dar ao seu porco-espinho é a certeza de que ele não está sozinho. Se ele passar por um momento difícil ou enfrentar uma situação inesperada, diga que você sempre estará lá para ajudá--lo. Isso dará ao porco-espinho a segurança necessária para encarar essas dificuldades e fortalecerá o vínculo entre vocês.

Lembre-se: vocês são uma equipe!

Parte III

Onde vivem os porcos-espinhos

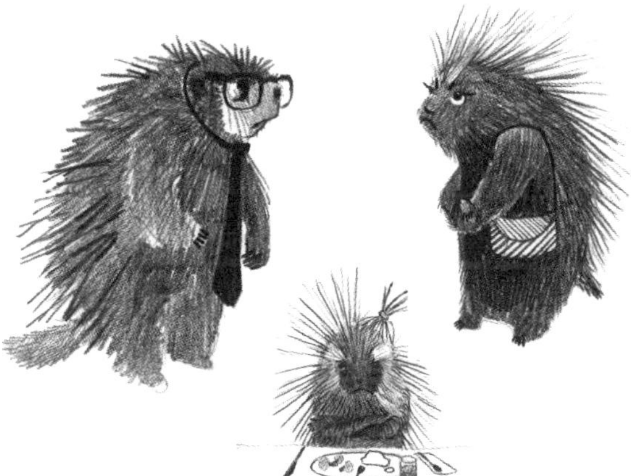

“Sempre prefiro acreditar que todos têm algo bom a oferecer. Isso evita muitos problemas.”

RUDYARD KIPLING

Após apresentarmos várias estratégias para amar seu porco-espinho, chegou a hora de uma abordagem mais específica. O comportamento dos porcos-espinhos varia conforme o ambiente em que estão, portanto, lidar com um deles no trabalho é diferente de conviver com um em casa.

Nesta parte do livro, vamos explorar estratégias para lidar com porcos-espinhos em diversos contextos.

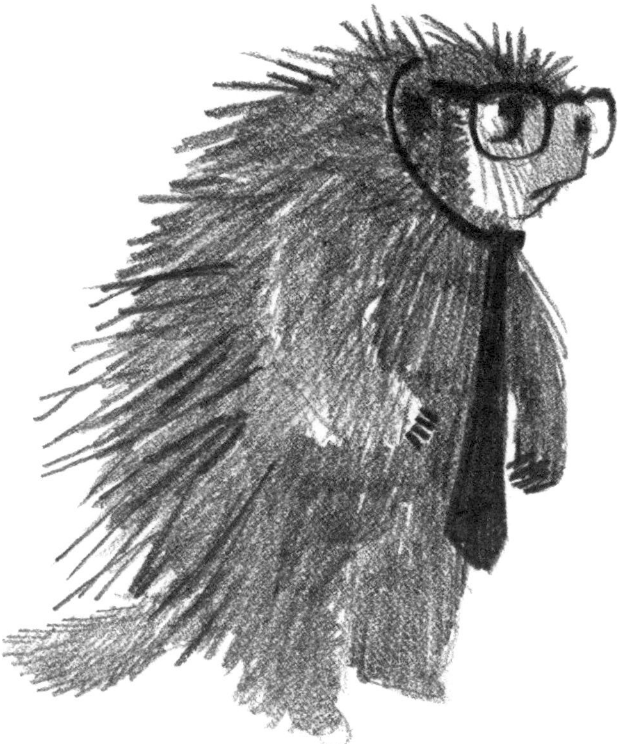

PORCOS-ESPINHOS NO TRABALHO

De segunda a sexta, a maioria das pessoas passa mais tempo com os colegas de trabalho do que com familiares e amigos. Isso pode tornar o ambiente de trabalho mais interessante, mas também mais desafiador!

Por quê? É raro não encontrar pelo menos um ou dois porcos-espinhos no local de trabalho. Podem ser chefes barulhentos, reclamadores crônicos, funcionários caladões ou pessimistas que não conseguem ver o lado bom das coisas. Então, o que fazer quando o porco-espinho transforma cada hora trabalhada em uma tortura? Como lidar com um porco-espinho com quem você precisa trabalhar, goste ou não?

Não desista. Existem formas de deixar o ambiente de trabalho mais suportável, para que você volte a gostar de seu emprego e até de seus colegas.

Mantenha-se firme

É da natureza do porco-espinho transformar pequenas picuinhas em discussões sérias. Na maioria das vezes, isso acontece quando o porco-espinho sente que precisa se proteger. Ou seja, quando o vir na defensiva, você provavelmente atingiu um ponto fraco. Em outras palavras, você levantou uma questão no trabalho que precisa ser resolvida.

Da próxima vez que o chefe estiver ouriçado, não recue! Se a sua reclamação ou preocupação for válida, é seu direito expressá-la. Mais ainda, é sua responsabilidade. Se a razão estiver do seu lado, mantenha-se firme.

... Mas não seja teimoso

Lembre-se de agir com firmeza, não teimosia. Ser firme é usar suas habilidades diplomáticas para contornar as defesas do porco-espinho e chegar a uma solução que funcione para todos, não só para você. Se for firme, confiante e mantiver a mente aberta a todas as possibilidades, não apenas sobreviverá ao impasse, como também dará ao porco-espinho e aos demais colegas de trabalho um ótimo exemplo de consideração.

Faça as perguntas certas...

Como determinar qual é a pergunta certa? Bem, se o chefe explode ao menor dos contratempos, pode ser sinal de que um problema maior se aproxima, como um prazo. Deixe as pequenas coisas de lado e vá direto ao ponto com uma pergunta inteligente. Por que não dizer: "Você parece apreensivo com o prazo, assim como eu. O que posso fazer para voltarmos ao cronograma?".

Uma pergunta direta pode apaziguar a ansiedade do porco-espinho e ajudar no progresso de vocês dois.

... E não desvie do assunto

Fiéis à sua própria natureza, os porcos-espinhos podem dar uma resposta defensiva e atravessada à sua pergunta. Continue firme. Lute contra o ímpeto de também ficar na defensiva. Em vez disso, faça outra pergunta. Logo ficará claro que você só quer ajudar, não acusar ou censurar, e qualquer bom chefe reconhecerá isso.

Uma boa pergunta, se feita com cuidado, levará a uma boa solução.

Ouça com atenção

Ao ouvir com atenção, você passa de possível adversário a aliado, torna-se alguém em quem confiar e deixa de ser parte do problema, passando a ser aquele que sempre traz soluções.

Entenda o lado do seu porco-espinho

Provavelmente, as preocupações dele são legítimas. Mais uma vez, a empatia é a melhor estratégia. Tente se colocar no lugar do porco-espinho. Conte-lhe o que sentiria ao enfrentar a mesma situação, qualquer que seja. Quando ele perceber que não está sozinho, sua atitude defensiva perderá um pouco de força.

Seja compreensivo

A competitividade pode correr solta nos ambientes de trabalho, trazendo à tona o que há de pior em qualquer porco-espinho. Evite repetir o padrão de acusar os outros para se defender. Em vez disso, use empatia, firmeza e sensibilidade para aliviar o clima competitivo. É a melhor maneira de se livrar das atitudes combativas e buscar uma convivência mais frutífera.

Descubra interesses em comum

Confraternizações, jogos esportivos com times formados por funcionários ou piqueniques da empresa existem por um bom motivo: ajudam a aproximar os funcionários. Então, se sua empresa não promove esses tipos de eventos, organize alguns por conta própria. Convide os colegas para ver uma partida de futebol, passear no parque, ir ao cinema ou a um happy hour depois do expediente. É provável que você descubra que tem muito em comum com seus colegas. Compartilhar esses interesses em um ambiente informal ajuda a preparar o terreno para encontros mais bem-sucedidos no futuro, além de estabelecer a confiança necessária para a cooperação.

As ferramentas interpessoais podem ser de grande valia para resolver conflitos. Esforce-se para conhecer melhor seus colegas de trabalho.

Chegue a um acordo

Negociar é uma arte. Para fazê-la direito, os envolvidos devem entender as necessidades e exigências do outro, ater-se aos fatos e não apelar para a emoção. Esse é o segredo para lidar com porcos-espinhos.

Então, vá em frente! Negocie e chegue a um acordo com seu porco-espinho.

Tenha coragem de admitir seus erros

Reconhecer o erro, que não é o mesmo que se desculpar, é uma atitude emocional saudável e essencial. Ao aceitar a culpa, você incentiva seu porco-espinho a fazer o mesmo. Se não há vergonha em estar errado, não há medo de ser acusado de algo. Dessa maneira, o porco-espinho se sentirá mais à vontade na sua presença.

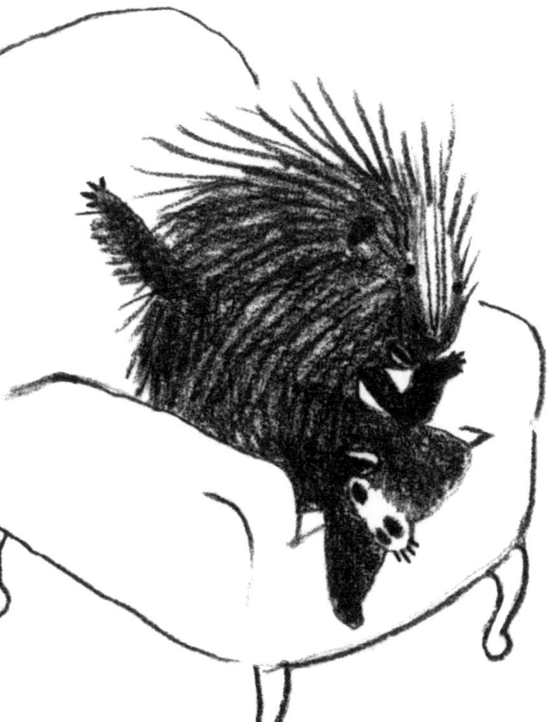

Porcos-espinhos em casa

O convívio familiar é o alicerce da sociedade, o principal âmbito da interação social. Sendo assim, o dia a dia em casa pode nos fornecer as ferramentas necessárias para prosperar conforme crescemos, ou nos encher de inseguranças e maus hábitos. É no seio familiar que nos descobrimos e aprendemos a lidar com os outros.

Este é, portanto, o ponto de partida para adquirir os conhecimentos necessários para lidar com um porco-espinho. Todos temos que enfrentar cônjuges difíceis, filhos problemáticos ou pais rabugentos. Como agimos nessas situações vai moldar nosso bem-estar cotidiano.

Aqui vão algumas dicas.

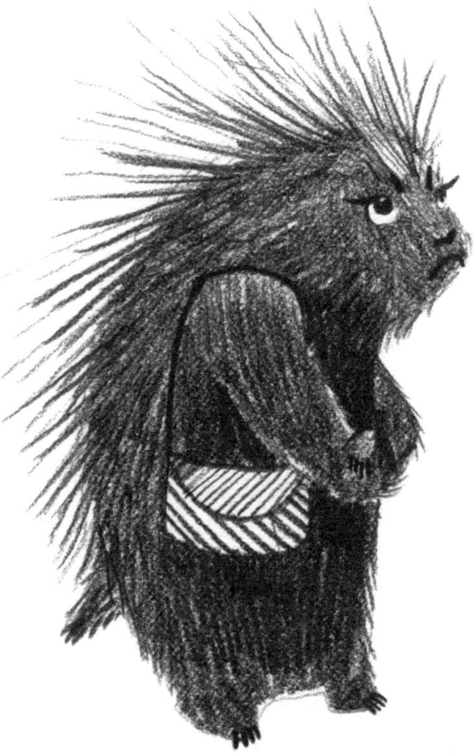

O CÔNJUGE PORCO-ESPINHO

Ter um porco-espinho como parceiro pode ser particularmente difícil. Além do convívio diário e da vida compartilhada, essas pessoas também moram em nosso coração. Isso significa que ser alvo de seus espinhos pode ser ainda mais doloroso. Essas feridas não apenas nos impelem a ficar na defensiva e liberar nosso próprio porco-espinho interior, mas também causam muitos danos a longo prazo ao relacionamento.

A boa notícia é que, com planejamento e paciência, podemos nos proteger e buscar soluções para recuperar a alegria da vida a dois.

Aqui estão algumas maneiras de lidar com seu cônjuge espinhoso sem deixar de amá-lo do jeitinho que é. Use essas dicas para aprofundar a relação e, quem sabe, até fazer seu porco-espinho baixar a guarda!

Esclareça os problemas

Agir de forma *racional* é um dos melhores jeitos de lidar com os porcos-espinhos, pois as defesas deles são desencadeadas por atitudes emotivas e irracionais. Para desarmar essa reação defensiva, basta esclarecer a questão e colocar os pingos nos is.

Analisar todas as queixas de forma calma e racional será de grande valia para apaziguar o temperamento irascível do seu porco-espinho.

Cultive o amor-próprio para amar seu porco-espinho

Confrontar seu porco-espinho interior preparará você para lidar com os porcos-espinhos em sua vida. Como?

Primeiro, ajudará a desenvolver sua musculatura emocional. Encare isso como uma espécie de treinamento antes da partida final.

Segundo, aumentará sua empatia e paciência. Depois de enfrentar seus medos, você entenderá como às vezes pode ser difícil encarar as próprias fraquezas.

Terceiro, permitirá que você sirva de exemplo. Sua coragem e clareza serão inspiradoras para os porcos-espinhos de seu convívio.

Trate como desentendimento

Em vez de se referir a uma discussão como "briga", tente tratá-la como um simples desentendimento. Brigas não têm hora para acabar, sugerem uma disputa interminável de palavras. O termo "desentendimento", por outro lado, traz a possibilidade de solução ao apenas remover o prefixo "des": "entendimento". Em vez de serem vistos como um beco sem saída, os desentendimentos podem ser encarados como um desvio ou um degrau rumo ao entendimento.

Reconheça e evite impasses

Busquem *juntos* uma solução. Comuniquem-se de forma calma e racional. Primeiro, identifique o contratempo e elimine todas as reações emocionais antes de ir à raiz do problema. Evite acusações, lágrimas, bajulações, sentimento de culpa ou qualquer outro impasse. O foco é cooperar.

Escolha a hora certa de conversar

É crucial que a conversa não ocorra no meio de uma briga. Tente marcar um horário para discutir o assunto em família ou a dois. Em seguida, com calma e empatia, pergunte ao seu porco-espinho o que o aflige.

Defensivos por natureza, os porcos-espinhos esperarão ouvir negações e acusações sem sentido. Mas não desista! Não entre nesse jogo. Em vez disso, com tranquilidade, continue a se esforçar para entender o problema.

Assim que descobrir do que se trata, é provável que não tenha dificuldade de encontrar uma solução.

Escolher a hora certa é fundamental para dedicar todo o tempo necessário ao assunto em questão.

Sugira opções

Depois de uma conversa com seu porco-espinho, suponha que vocês cheguem à conclusão de que ele precisa de mais tempo para si mesmo. Então, é hora de encontrar uma solução que funcione para os dois.

Busque formas de ele participar do cotidiano doméstico sem interferir no "tempo para si mesmo", como lavar a louça quando as crianças já estiverem na cama. Ou então levar o cachorro para passear depois de um momento de lazer. Assim, o porco-espinho continua inserido no contexto familiar enquanto desfruta do tempo de que precisa.

Trabalhe em equipe

Depois de traçar um plano, não se esqueça de colocá-lo em prática.

Ao compartilhar o que sente, o porco-espinho precisa saber que pode contar com você. Dê provas dessa parceria. Colabore com ele. Mostre que as mudanças no seu comportamento são bem-vindas e valorizadas. O melhor jeito de deixar isso claro é botar as mãos na massa.

Trabalhem em equipe para pôr o plano em ação.

Persista e não desista

Não existe nada mais confuso do que resoluções que duram apenas um ou dois dias. Persista e não desista! Sabe o que dietas e relacionamentos saudáveis têm em comum? Ambos levam tempo para dar resultados.

Sirva de inspiração

Seja um bom exemplo para o porco-espinho e também para os demais membros da sua família. Estar aberto a conversas importantes e críticas sobre seu comportamento ajudará a moldar a forma como ele lida com os próprios desconfortos.

Aguente firme

Às vezes, pode parecer que todo o esforço vem só do seu lado. Mas saiba que o porco-espinho está sempre de olho. Demonstre seu amor ao tratá-lo com paciência, empatia e compaixão. O amor ensinará seu porco-espinho a recolher os espinhos.

Quando você estiver prestes a desistir... seu porco-espinho surpreenderá você.

Não esqueça a diversão!

Não fiquem presos em uma rotina monótona. Divirtam-se juntos! É o jeito mais simples de derrotar o marasmo do dia a dia. Pode ser uma viagem em família, uma noite de jogos com os vizinhos, uma ida ao cinema ou a um churrasco. O porco-espinho pode se divertir tanto com essa mudança na rotina a ponto de esquecer totalmente os espinhos!

Curta o momento

No limiar do estresse, é importante tirar um tempo para apreciar o que há de bom ao seu redor. A preocupação pode transformar qualquer um em porco-espinho, então não se esqueça de reservar uns minutinhos todos os dias para desfrutar das coisas simples da vida. Isso também ajuda a manter o ânimo para lidar com seu porco-espinho.

Não perca o senso de humor

Às vezes, parece a coisa mais difícil do mundo, mas não ceda ao mau humor. Tente não se frustrar muito se as mudanças do porco-espinho demorarem a aparecer. Em vez disso, ria da situação... são criaturinhas curiosas, afinal.

Ria, não grite

Ao perceber a iminência de uma briga, tente evitar as palavras duras. O ato de gritar induz ao medo. O riso, por sua vez, transmite confiança, segurança e vitalidade.

Tente se divertir... só pela graça da coisa. Pode ser o respiro de que vocês dois precisam.

"O amor é o eterno perdão, um olhar tenro que se torna hábito."

Peter Ustinov

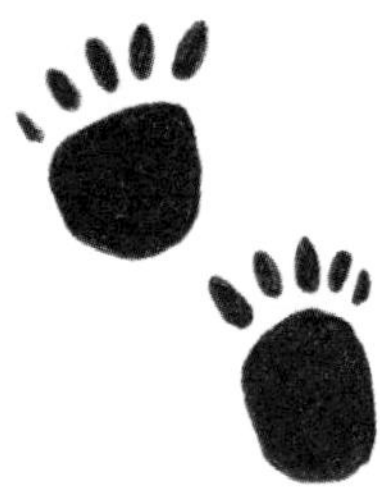

Deixe para depois

Se o momento não for propício — você está exausto do trabalho, tem que cuidar do bebê ou vigiar a comida no forno —, seja flexível e remarque a conversa agendada. Isso acalmará os ânimos e dará aos dois mais tempo para refletir sobre o assunto. Não faz sentido forçar a conversa se o clima não estiver bom. Mas não se esqueça de escolher um horário que funcione para ambos e remarque o quanto antes.

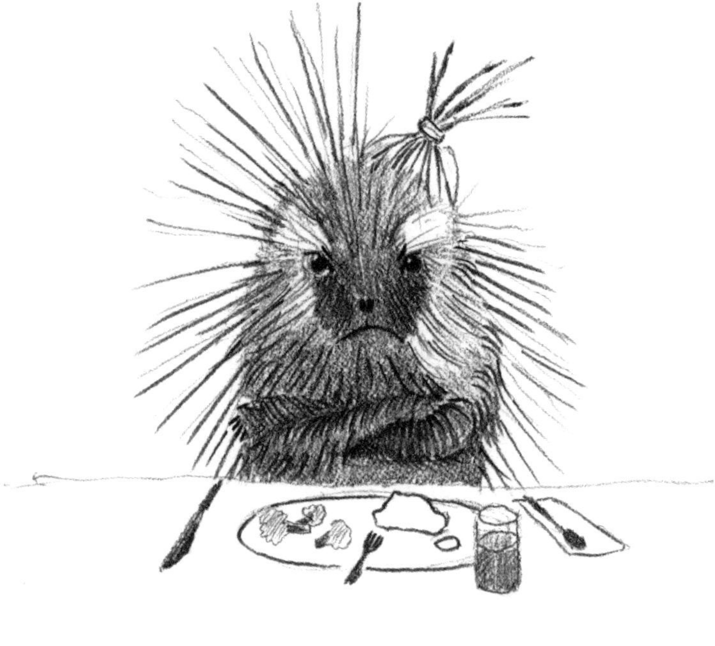

O FILHO PORCO-ESPINHO

Com o avanço das mensagens de texto e das redes sociais, nossos filhos enfrentam interações e problemas sociais cada vez mais cedo, antes mesmo de terem seus valores e identidade firmemente estabelecidos. É responsabilidade dos pais garantir que os filhos desenvolvam um forte senso de identidade, evitando que se desgastem em interações vazias e, por vezes, perigosas na internet. Com a enxurrada de distrações que cercam nossos filhos — video game, filmes inapropriados, comunicações instantâneas e propagandas direcionadas —, é essencial que os pais estejam dispostos a enfrentar o desafio.

Apesar das mudanças trazidas pela internet, o filho porco-espinho de hoje não é tão diferente daquele de dez anos atrás. Persistência, honestidade e transparência continuam sendo habilidades fundamentais para os pais. Aqui estão algumas dicas para lidar com os espinhos ouriçados do seu filho.

Explique seus valores

Muitas vezes, nossos valores morais só vêm à tona depois do ato em si, como se fosse o padrão. Não é preciso dizer que, se só deixarmos claro para nossos filhos que não toleramos mentiras quando eles forem pegos mentindo, já será tarde demais.

É importante que os filhos saibam desde cedo quais são os valores familiares, especialmente em questões religiosas, respeito aos outros, honestidade, confiança e generosidade. Assim, eles poderão compreender melhor as lições futuras e diferenciar o certo do errado à medida que crescem.

Explore seus valores

Não basta comunicar os valores familiares; é necessário discuti-los e, em alguns casos, defendê-los. Isso é crucial para o desenvolvimento moral do seu filho porco-espinho e para o seu crescimento como pai. Quando seu filho questionar os porquês, esteja pronto para responder ou disposto a procurar uma resposta. Nem sempre há uma resposta fácil, mas, ao discutir a questão, você ensina seu filho a respeitar os valores da família e dos outros.

Não perca o foco

Os porcos-espinhos, tanto os pequenos ouriçados quanto os grandes revoltados, costumam usar distrações para se defender. E o que são acusações e explicações senão modos clássicos de desviar o foco do comportamento equivocado? Não caia nessa. Mantenha o foco no problema.

Não se deixe distrair.

Não dê sermão

Explique e explore, mas evite dar sermões. O intuito é fazer seu filho porco-espinho compartilhar o que sente. Um sermão vai deixá-lo retraído. Em vez de monologar, convide-o a participar da conversa.

Mostre seu lado vulnerável

Muitos pais acreditam que precisam ser perfeitos para conquistar o respeito dos filhos, mas é justamente o contrário. Ao mostrar seu lado vulnerável e deixar claro que também são afetados pelas mesmas regras, decepções e conflitos, os filhos porcos-espinhos percebem que não estão sozinhos. Escancarar nossos sofrimentos é um modo de dizer que entendemos por que eles às vezes ouriçam seus espinhos e que há maneiras melhores de lidar com as situações.

Cumpra sua palavra

É simples, mas eficaz.

Comporte-se como gostaria que seus filhos se comportassem.

Descubra os gostos do seu porco-espinho

A relação com o filho porco-espinho deve ser pautada no compartilhamento. Como vimos, um relacionamento unilateral não é um diálogo, mas uma diatribe — e isso será frustrante para todos os envolvidos.

Pais e mães não devem esperar que os filhos compartilhem de suas preferências. Tenha a mente aberta e tente compreender as coisas de que seu filho gosta e desgosta. Por exemplo, se ele gosta de uma determinada estação de rock no rádio, deixo-o escolher as músicas na próxima viagem de carro. Sinta-se à vontade para tecer comentários! Não precisa apenas sorrir e aguentar em silêncio! Se você gostar de algo, diga a ele. Se não gostar, fale também. Expresse seus gostos e desgostos de forma calma e sem agressividade. Isso pode gerar conversas interessantes e mostrar ao seu filho o jeito certo de se comunicar.

Visite o território do porco-espinho

Na natureza, o porco-espinho assume uma postura defensiva quando seu território é invadido. Com nossos filhos não é diferente. Se a entrada no quarto do filho porco-espinho for "proibida" para os pais, qualquer visita será percebida como uma invasão.

Respeite a privacidade de seus filhos e só entre no quarto se tiver permissão. Se ele aceitar, combinem de passar um tempo juntos no quarto na hora do dever de casa. Assim, seus filhos perceberão que você é um amigo, não um inimigo.

Desconecte-se

É difícil regular o acesso de seus filhos à internet se você passa tanto tempo conectado quanto eles. Estabeleça horas ou dias longe da internet na rotina da família. Pode começar com uma regra que proíbe o celular durante as refeições, depois das oito da noite durante a semana, ou aos fins de semana. Ao passar menos tempo na internet, haverá mais oportunidades para explorar o mundo real e conhecer melhor uns aos outros.

Resista à tentação de usar a tecnologia para escapar de uma situação difícil.

Divirtam-se... de graça!

Competir com video games, TV, celular e computador pode ser desafiador ao tentar passar mais tempo com seu filho porco-espinho.

Portanto, desligue a televisão, o computador e os video games de vez em quando e recorra a um baralho ou ao seu jogo de tabuleiro preferido. Ensine seus filhos a jogarem pôquer, buraco, mico, *War* ou qualquer outro de sua preferência. Vocês provavelmente vão se divertir juntos, e isso lhe dará a chance de ver um lado de seus filhos que passaria despercebido se todos estivessem vidrados na tela da TV. Além do mais, será uma diversão caseira em *família*, de onde sempre vêm as melhores lembranças!

“O amor é aquela condição em que a felicidade do outro é essencial à nossa.”

Robert Heinlein

Escute tanto quanto fala

Uma troca verbal em que alguém fala mais do que ouve não pode ser chamada de conversa. É um monólogo. Resista à tentação de ouvir sua própria voz! Em vez disso, faça perguntas e interaja com seu porco-espinho. Quando ele contar alguma coisa, peça que explique, não apenas reclame. E escute pelo tempo que for necessário.

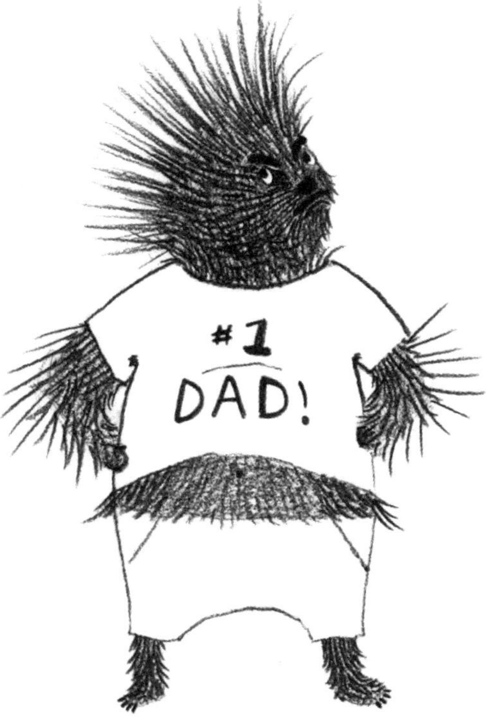
#1
DAD!

O PAI PORCO-ESPINHO

A relação entre pais e filhos é complicada. Pode ser que nem sempre concordem entre si, mas, como família, querem apoiar uns aos outros. Essa dinâmica pode gerar atrito.

A situação se agrava quando, já adultos, queremos ser independentes e ainda assim manter a proximidade com nossos pais. Amamos nossos pais, mas estamos atentos a suas falhas e defeitos. A discrepância entre nossas experiências de vida pode parecer grande demais para ser superada.

Mesmo assim, todos queremos abandonar velhos hábitos e estabelecer uma boa relação com nossos pais, o que pode ser particularmente difícil com um pai ou uma mãe porco-espinho. Como conviver com alguém que pode ser rabugento, crítico, intolerante, ou quase impossível, e ainda assim apreciá-lo? Pode parecer uma tarefa impossível, mas, felizmente, há uma solução.

Primeiro, respire fundo. Agora, leia as próximas dicas.

Entenda a diferença entre passado e presente

É na infância que começamos a desenvolver nosso senso de identidade e autoconfiança. Muitas vezes, porém, isso contraria as expectativas e os valores de nossos pais. Por mais dolorosa que seja essa situação, é imperativo passar por ela para conquistar a independência.

Para algumas famílias, parece impossível perdoar ou esquecer os conflitos daquela época. Coisas como birras, portas batidas ou palavras ofensivas continuam a doer, mesmo na idade adulta.

Ao lidar com um pai ou uma mãe porco-espinho, lembre-se: tudo isso são águas passadas. O presente pode conter ecos do passado, mas também pode trazer uma oportunidade de recomeçar. Em outras palavras, embora possamos nos esforçar para entender o passado, não devemos ser escravos dele.

Cabe a nós decidir o rumo do nosso presente e do nosso futuro.

Veja seus pais com outros olhos

Imagine que você está em um voo longo de avião e, na poltrona ao lado, está uma pessoa desconhecida... neste caso, seu pai ou sua mãe. Como você puxaria assunto? O que descobriria a seu respeito? Teriam muitas coisas em comum? Tente imaginar a conversa nos mínimos detalhes. Pense no rumo que ela tomaria à medida que vocês descobrissem mais um sobre o outro. Poderiam, quem sabe, até fazer planos para se encontrar novamente depois da viagem.

Não há motivo para esse tipo de conversa agradável não acontecer dentro de casa. Tem muitas coisas que você e seus pais não sabem uns sobre os outros. Quanto mais compartilharem, mais descobrirão o que têm em comum.

Coloque-se no lugar do outro

Às vezes, apesar dos nossos esforços, os pais porcos-espinhos parecem impossíveis de agradar. Sempre encontram um jeito de nos criticar, seja como cozinhamos, criamos nossos filhos ou nos vestimos... tudo! Isso pode ser muito frustrante.

Tenha em mente que você já dependeu deles um dia, mas não depende mais. Seus pais podem estar comparando a criação, a casa e o estilo de vida de vocês para tentar manter um papel de influência em sua vida, mas eles não agem assim por maldade. Estão apenas seguindo velhos hábitos e podem precisar de um tempo para se habituar a essa mudança. Tente entender o lado deles.

A maioria dos conflitos pode ser resolvida com calma e empatia.

Honre o legado de seus pais

Todo mundo, especialmente o porco-espinho, tem uma ideia de como quer ser visto e lembrado pelos outros. *Uma dançarina talentosa. Um pescador experiente. A alegria da festa. Um padeiro premiado.*

Honre o legado que seus pais criaram para si e transmita-o aos seus filhos. Como eles se veem pode não coincidir com os motivos pelos quais você os valoriza. Mas essa é a imagem que eles gostariam de transmitir aos outros. Honre essa lembrança. E não esqueça: com isso, você pode acabar descobrindo uma nova forma de apreciar seu pai porco-espinho.

Deixe-os fazer parte da sua vida

Às vezes, nossos pais podem se tornar porcos-espinhos ouriçados por puro tédio! Inclua-os na sua rotina diária. Convide-os para ir ao cinema, almoçar, passear pela cidade ou comer um churrasco na casa de um amigo. Permita que planejem alguns passeios em família também. Se seus planos forem muito agitados para eles, tente diminuir o ritmo ou incentive-os a fazer outra atividade. Depois, reencontrem-se no fim do dia para compartilhar as respectivas aventuras.

Trate-os com carinho

A honestidade supera a insegurança. O carinho afasta a desconfiança. A atenção cura o medo.

Ser presente na vida dos pais porcos-espinhos é um modo de demonstrar seu amor.

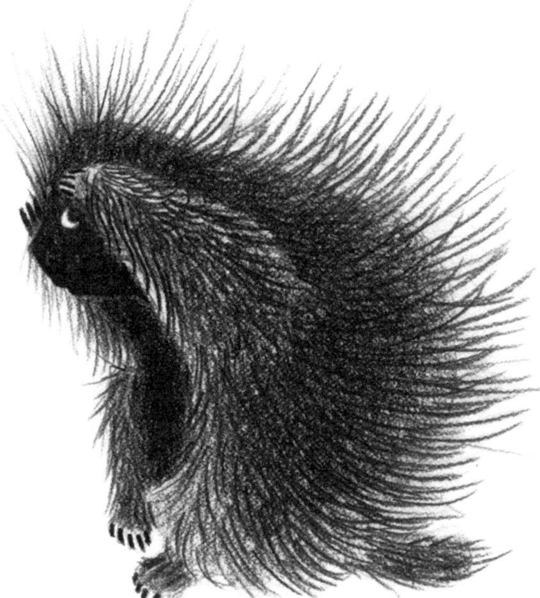

Porcos-espinhos por aí

Quantas vezes você já interagiu com alguém que parecia estar em um dia péssimo, ou até em uma semana horrível? Pode ter sido um atendente de telemarketing mal-humorado, um caixa de supermercado rabugento ou uma garçonete impaciente.

Qual é a melhor forma de lidar com essas pessoas? Afinal, mal as conhecemos. Nem sabemos quanta energia vale a pena gastar para contornar a situação. Talvez nunca mais voltemos a encontrar esses porcos-espinhos, mas, mesmo assim, devemos tentar aprender a lidar com seus humores.

Aqui estão algumas estratégias para tirar o melhor proveito desses encontros inesperados com porcos-espinhos espalhados por aí.

Seja gentil

Tem dias em que simplesmente não há tempo para conversar direito com as pessoas e ajudá-las a lidar com aquilo que as incomoda (e, mesmo que houvesse, alguns porcos-espinhos continuariam ouriçados).

Por isso, apenas seja gentil e ofereça uma palavra amiga. Às vezes, isso é tudo de que o porco-espinho precisa para ter uma mudança de perspectiva.

Não se culpe

Se a interação com um porco-espinho desconhecido se tornar estranha, lembre-se de que a culpa não é sua! A estranheza partiu dele, não de você.

Saiba quando jogar a toalha

Ter empatia não é o mesmo que ser ingênuo. Se o porco-espinho quiser desabafar, incentive-o a expressar os problemas que o afligem de maneira construtiva. Mas se a coisa for para o lado pessoal, você tem todo o direito de ir embora.

Fale com o gerente

Chamar o gerente pode parecer constrangedor, mas talvez seja uma oportunidade para o porco-espinho em questão. Talvez o gerente já quisesse resolver a situação há algum tempo. Portanto, se necessário, peça, com calma e educação, para falar com o responsável. Com a abordagem correta, você pode ajudar a resolver a situação de uma vez por todas.

Parte IV

O porco-espinho dentro de nós

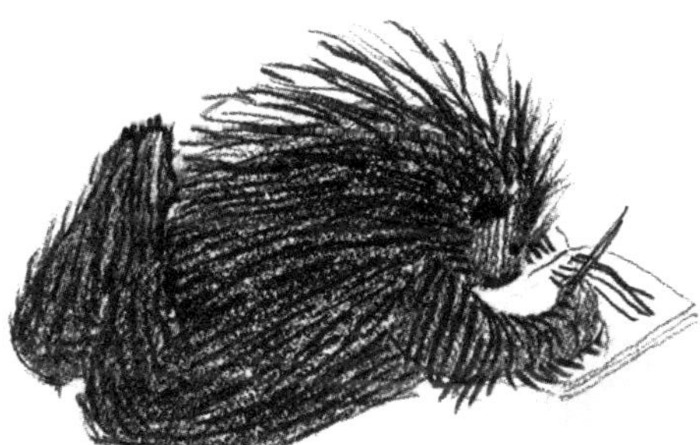

"Torne um hábito julgar tudo e todos sob a luz mais favorável em todos os momentos e circunstâncias."

São Vicente de Paulo

A essa altura, já deve estar claro que todos nós temos um porco-espinho interior que se manifesta sempre que somos alvo de críticas ou desafios, especialmente se forem direcionados a um hábito ou comportamento do qual estamos conscientes.

Todos têm algo que gostariam de mudar: ser mais produtivos no trabalho, frequentar a academia regularmente ou manter a casa um pouco mais arrumada. Esses são nossos pontos frágeis e, vejam só, sempre que alguém toca nessas feridas, nosso porco-espinho interior se ouriça. Em vez de considerar a opinião alheia ou poupar nossa energia, nosso porco-espinho interior defende ferozmente nosso desempenho no trabalho, nosso condicionamento físico ou nosso talento para faxina. Quando o porco-espinho finalmente se acalma, já causamos uma briga, gastamos nossa energia e perdemos uma chance de mudança.

Lembre-se: ao lidar com os porcos-espinhos de sua vida, comece com aquele que você conhece melhor…

VOCÊ MESMO.

Não minta para si mesmo

Não podemos esperar que nossos entes queridos sejam honestos e responsáveis em relação aos próprios atos se não dermos o exemplo. Portanto, faça um balanço de seus defeitos e pontos fracos. Este é o primeiro passo para mudar.

Reconheça sua atitude defensiva

Cada um tem um jeito de expressar suas ansiedades e atitudes defensivas. Alguns ficam chateados e choram. Outros ficam irritados e impacientes. Alguns acham que comem demais, outros, de menos. Há aqueles que simplesmente se desconectam.

Aprenda a identificar os sinais que antecedem sua atitude defensiva. Assim, você pode chegar à raiz do problema, em vez de reagir de forma improdutiva.

Reconheça seus defeitos

O que o motiva a ficar na defensiva? Por quê? Essas são perguntas importantes que talvez você ainda não esteja pronto para responder. Mas, se quiser achar a solução, precisa encontrar a resposta. Se precisar de ajuda, pergunte a um amigo, a um ente querido ou ao seu terapeuta.

Não corte caminho

O maior desafio que você terá que enfrentar é confrontar a si mesmo. Trate-se com gentileza durante o processo, mas seja honesto quanto ao que precisa alcançar e comprometa-se com o trabalho necessário. Reconheça seus defeitos e elabore um plano para lidar com eles. E, acima de tudo, siga esse plano, não importa o quanto queira desistir!

UMA ÚLTIMA PALAVRA...

Você chegou à última página deste livro. Esperamos, de coração, que essas dicas tenham ajudado a prepará-lo para lidar com todos os porcos-espinhos de sua vida. Acima de tudo, esperamos que estas palavras tenham deixado claro que todas as pessoas (mesmo as mais espinhosas!) precisam e merecem ser amadas. Leve essas dicas para a vida e não tenha medo de abraçar um porco-espinho!

Referências

Ellis, Albert. *How to Stubbornly Refuse to Make Yourself Miserable about Anything – Yes Anything!*. New York: Kensington Publishing, 2006.

______. *The Myth of Self Esteem*. Amherst, New York: Prometheus Books, 2005.

Lama, Dalai; Cutler, Howard C. *The Art of Happiness*. New York: Riverhead Books, 1998.

Leunig, Michael. *When I Talk to You: A Cartoonist Talks to God*. Missouri: Andrews McMeel Publishing, 2006.

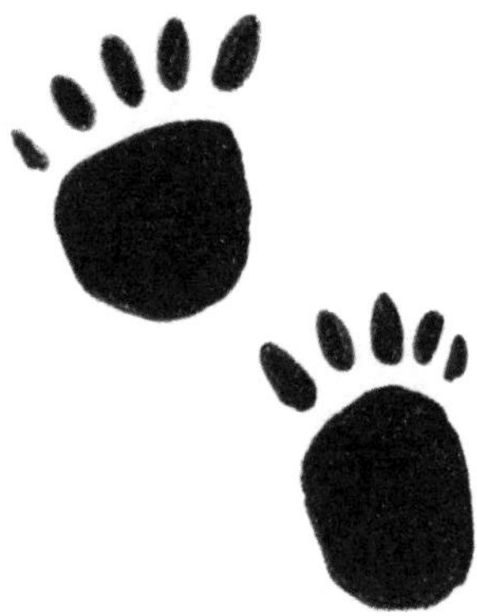

Anotações sobre o seu porco-espinho

Este livro, composto na fonte Century Schoolbook,
foi impresso em papel offset 120g/m² na Santa Marta.
São Paulo, abril de 2025.